# DE L'EMPLOI

### DE

# LA PILOCARPINE

### DANS

## L'ÉCLAMPSIE PUERPÉRALE,

### Par le D<sup>r</sup> G. AUGIER,

Professeur à la Faculté libre de Médecine et de Pharmacie de Lille.

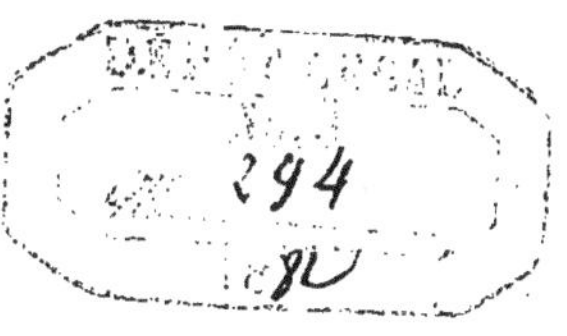

Quelle que soit la théorie que l'on adopte pour expliquer les accidents urémiques on est obligé d'admettre un empoisonnement produit par l'accumulation dans le sang de certains principes que les reins ne peuvent plus éliminer entièrement.

On a successivement accusé l'urée, l'acide urique et le carbonate d'ammoniaque, puis les principes extractifs et produits de désassimilation des tissus, la créatine, la créatinine etc., enfin les sels de potasse : que l'urémie soit déterminée par la rétention dans le sang de l'ensemble des matières organiques urinaires ou par celui des matières inorganiques (1) ou bien par l'une seulement de ces substances organiques ou inorganiques, il résulte nettement, soit des observations cliniques, soit des faits expérimentaux, que dans les accidents dits urémiques on a bien à faire à une véritable intoxication par insuffisance de la dépuration urinaire.

---

(1) Voir in *Journal des Sciences médicales* (1881), une analyse du travail très remarquable de MM. Feltz et Ritter sur la pathogénie des accidents dits urémiques : d'après les expériences de ces auteurs , ce sont les sels de potasse qui seraient les agents de l'intoxication.

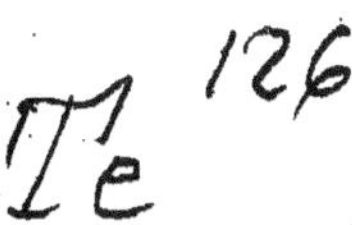

La forme même de ces accidents peut être considérée comme une preuve en faveur de la théorie toxhémique. Quoiqu'il soit difficile et presque impossible d'expliquer pourquoi chez les uns l'agent toxique localise son action sur les centres nerveux (forme convulsive), ou sur les centres respiratoires (forme dyspnéique), ou encore sur l'appareil digestif (forme gastro-intestinale), néanmoins il n'y a que l'empoisonnement par l'accumulation dans le sang ou la fixation en excès sur certains éléments anatomiques de principes toxiques qui puisse expliquer les accidents urémiques.

L'œdéme cérébral ou l'augmentation de la tension intra-vasculaire n'expliquent que les accidents apoplectiques, convulsifs ou comateux et laissent de côté les formes dyspnéique et gastro-intestinale ; d'ailleurs l'œdème cérébral n'existe pas constamment dans l'urémie et l'augmentation de la tension intra-vasculaire fait défaut dans certaines néphrites (dégénérescence amyloïde) et les accidents urémiques se produisent néanmoins : cette tension intra-vasculaire, ne peut qu'être diminuée chez les femmes atteintes d'éclampsie, soumises au traitement par les saignées répétées et chez lesquelles, après l'accouchement, les attaques d'éclampsie continuent ; on ne peut donc invoquer l'augmentation générale de la tension intra-vasculaire comme agent pathogénique de l'urémie.

On doit être plus réservé pour admettre ou rejeter les variations de la tension vasculaire dans les reins : les théories les plus récentes font une large part à ces variations et tendent à reléguer au second plan, au point de vue de la production de l'albuminurie et par conséquent de l'urémie, et les théories dyscrasiques et celles qui font jouer un rôle prépondérant à la dégénérescence des épithéliums rénaux.

Mais que l'albuminurie et l'urémie soient produites par une augmentation ou une diminution de la tension vasculaire intra-rénale ou par une dégénérescence des épithéliums, le trouble de la fonction urinaire en est le résultat ; cette fonction s'accomplit d'une manière insuffisante pour tout ou partie des principes constitutifs de l'urine et c'est assurément là un point sur lequel il importe d'être fixé.

Il est peu d'affections dans laquelle l'intoxication paraisse plus évidente que dans l'éclampsie puerpérale : la soudaineté et la violence des accidents, leur répétition, la coïncidence presque constante de l'albuminurie, dans quelques cas les signes prémonitaires (vomissements, diarrhée, céphalalgie, amblyopie...) forment un ensemble symptomatique qu'il est facile de rapprocher de celui que produisent certains poisons par leur action sur le système nerveux.

Deux faits doivent être signalés à propos de l'éclampsie, c'est la fréquence du début des accidents à la fin de la grossesse, soit au commencement du travail soit pendant le travail, et aussi leur plus grande fréquence chez les primipares.

Dans l'un et l'autre cas on peut invoquer l'intervention soit par voie réflexe, soit mécaniquement, de l'augmentation plus ou moins brusque de la tension intra-vasculaire ; mais cette augmentation de tension que produisent les douleurs de la contraction utérine, les efforts de la parturiente, la compression que l'utérus gravide peut exercer, chez les primipares de préférence, sur les vaisseaux du rein, n'agit que comme cause occasionnelle : on peut expliquer son mode d'intervention en l'accusant de produire une accumulation rapide du poison dans les organes et particulièrement les centres nerveux, ou bien par des modifications de nutrition des éléments anatomiques, déjà plus ou moins saturés par le poison et auquel les troubles circulatoires permettent d'agir.

Faire intervenir les actions réflexes pour expliquer la production des convulsions au début du travail serait plus facile, si l'on n'était généralement porté à abuser de ce mode d'explication au point de vue pathogénique.

Cependant il n'est guère possible de faire intervenir une autre explication pour un cas que nous avons observé dans le service clinique de M. Desplats à l'hôpital Ste-Eugénie : il s'agissait d'un homme sur lequel on avait pratiqué depuis plusieurs mois l'empyème pour une pleurésie purulente et qui fût pris tout à coup d'accidents convulsifs pendant l'un des lavages journaliers que l'on pratiquait dans sa plèvre. A l'autopsie de cet homme nous trouvâmes les reins et le foie atteints d'une dégénérescence amyloïde complète.

Les traitements de l'éclampsie puerpérale ont été l'objet de publications nombreuses et de controverses ardentes : deux méthodes de traitement se sont partagées les faveurs des accoucheurs : pour les uns, la saignée est le moyen par excellence et donne de nombreux succès (Depaul) pour les autres c'est aux anesthesiques qu'il faut avoir recours et surtout aux inhalations de chloroforme ou d'éther; à ces derniers il faut ajouter l'administration du chloral et de la morphine.

Enfin, comme moyens adjuvants, on emploie souvent les applications froides sur la tête, les purgatifs et les bains ordinaires ou de vapeur.

En somme c'est sur la saignée ou mieux les saignées répétées— ou bien sur les agents anesthésiques que repose la partie principale de l'intervention thérapeutique.

Par l'emploi de ces moyens soit isolés, soit combinés des succès ont été obtenus, mais la statistique n'a pu décider auquel de ces agents il fallait accorder la plus grande efficacité.

Sans vouloir juger d'une manière absolue l'emploi de la saignée ou des anesthésiques, il nous paraît possible d'expliquer leur mode d'intervention dans la guérison des accidents éclamptiques et d'établir leur valeur thérapeutique.

La saignée agit à la fois en abaissant la tension intra-vasculaire et en débarrassant l'appareil circulatoire d'une certaine quantité de l'agent toxique qui paraît n'agir sur les centres nerveux qu'à une dose déterminée (1) : cette déplétion du système circulatoire favorise en outre l'exosmose et la résorption des matériaux nuisibles insuffisamment éliminés par les reins et fixés par les éléments des tissus.

---

(1) Il faut, d'après Feltz et Ritter, les matériaux de l'urine de *trois jours* pour tuer un chien par injection de ces matériaux (sels potassiques) dans le sang.

M. le professeur Peter qui conseille de saigner la femme menacée d'éclampsie et celle atteinte d'éclampsie, s'appuie sur l'existence chez la femme grosse d'une véritable pléthore.

Le cœur de la femme grosse, dit-il, doit battre pour deux, son sang doit porter en double les aliments de la nutrition et les déchets de la nutrition. Par conséquent la masse du sang sera augmentée dans la grossesse, il y aura plus grand fonctionnement du rein, plus grand fonctionnement démontré par l'augmentation du chiffre de l'urée et des matières extractives éliminés en 24 h. — la pression reste donc augmentée dans la circulation générale et particulièrement dans la circulation rénale. — Le rein est donc en état d'imminence morbide et s'il vient à être frappé d'inertie fonctionnelle, aussitôt il y aura accumulation dans le sang des principes de l'urine.

Nous ferons remarquer que M. le professeur Peter attribue une large part à l'altération du sang par insuffisance du filtre rénal et que la part faite à l'augmentation de la tension intra-vasculaire ne suffirait pas à expliquer l'intervention des émissions sanguines.

D'ailleurs il est des cas, que M. Peter a remarquablement étudiés, dans lesquels, chez des femmes grosses, la tension intra-vasculaire est considérablement augmentée sans productions d'accidents urémiques et d'éclampsie ; je veux parler de ces accidents auxquels M. Peter a donné le nom expressif de gravido-cardiaques et dans lesquels la dyspnée, la cyanose, les hémoptysies sont la preuve manifeste de l'augmentation de tension intra-vasculaire ; or, dans ces cas, les accidents éclamptiques ne sont pas signalés : donc les simples modifications de la tension intra-vasculaire ne jouent qu'un rôle secondaire dans l'éclampsie et si les saignées agissent en abaissant cette tension, leur action favorable sur la marche de l'éclampsie doit être expliquée par un autre mécanisme : elles agissent (comme je l'ai dit plus haut) soit en enlevant une certaine quantité de l'agent toxique, soit en facilitant son élimination.

Mais s'il est un agent qui modifie la tension vasculaire des viscères et soit capable en même temps de favoriser l'élimination du principe toxique, il est facile de comprendre que cet agent doit être préféré à la saignée ou du moins doit lui être nécessairement adjoint.

A la saignée un assez grand nombre d'accoucheurs préfèrent les anesthésiques et particulièrement les inhalations chloroformiques ou éthérées.

Malgré l'autorité des médecins qui en France où à l'étranger préconisent ce mode de traitement il nous parait difficile de le considérer comme rationnel : en réalité ces agents ne s'adressent qu'à un élément de la maladie : ils diminuent ou abolissent momentanément l'excitabilité des centres nerveux, ils font gagner du temps en supprimant un certain nombre d'accès éclamptiques, mais n'agissent pas sur la cause des accès, ils n'interviennent pas, pour déterminer l'élimination de l'agent toxique. En éloignant ou supprimant les accès convulsifs, les agents anesthésiques permettent soit l'achèvement spontané du travail, soit l'intervention opportune de l'accoucheur pour la délivrance artificielle ; en outre ces agents en éloignant ces accès peuvent permettre à l'organisme, surtout après la délivrance, d'éliminer le poison : cette élimination peut se faire par les reins dont la tension vasculaire est maintenant normale, par les voies digestives, surtout lorsqu'on y ajoute l'action d'un purgatif, et par les poumons : le poison est réduit ainsi à la dose à laquelle il ne peut plus nuire, mais encore une fois ce mode de traitement ne s'adresse qu'indirectement à la cause des accidents et quand la dose toxique est trop forte, quand l'élimination est incomplète les anesthésiques ne font que retarder le dénouement fatal.

L'action de ces agents fait nécessairement défaut dans les cas graves lorsque le coma survient dès les premières attaques et s'établit pour se poursuivre jusqu'à la mort : serait-il prudent, serait-il rationnel de chloroformer des femmes plongées dans le coma, dont le visage est cyanosé, la respiration difficile ?

Les médecins qui voient des femmes à la fin d'une épouvantable crise de convulsions éclamptiques et qui constatent les difficultés avec lesquelles les fonctions respiratoires se rétablissent ne peuvent guère recourir aux inhalations qui, semble-t-il, ne pourraient que contribuer à augmenter les troubles respiratoires.

Ces considérations préliminaires nous paraissent devoir légitimer l'emploi de la Pilocarpine dans l'éclampsie puerpérale.

Son emploi est d'autant plus justifié que l'on s'adresse à une affection rénale habituellement curable après l'accouchement; en effet l'albuminurie disparaît très fréquemment et l'essentiel c'est de conduire la femme saine et sauve au delà de la période de puerpéralité.

Il n'en est pas de même malheureusement pour les néphrites chroniques et les accidents urémiques qui leur sont attribuables : ici la Pilocarpine n'est qu'un puissant palliatif qui retarde l'issue fatale de la maladie principale.

Les propriétés physiologiques de la pilocarpine sont connues; l'introduction du jaborandi et de son alcaloïde dans la thérapeutique a suscité de nombreux travaux parmi lesquels il faut surtout citer ceux de Gubler, de son élève Alb. Robin et du prof. Vulpian.

Physiologistes et médecins sont d'accord pour admettre que l'action du jaborandi et des sels de pilocarpine augmente l'activité de la sécrétion des glandes salivaires d'abord, puis des glandes sudoripares et sébacées, les sécrétions muqueuses de l'arrière bouche, du pharynx, des fosses nasales et des glandes lacrymales. Cette même action se produit aussi sur les sécrétions pancréatiques et biliaires et même sur les glandes mammaires ; elle est douteuse, d'après Vulpian, pour ce qui concerne les sécrétions intestinales et urinaires.

Quoi qu'il en soit, le médecin possède une substance par laquelle il peut (ainsi que le prouvent surabondamment les expériences), abaisser la tension intra-vasculaire ainsi que la température, et surtout, par les glandes salivaires et sudorales, déterminer des sécrétions dont la quantité peut s'élever très rapidement à 2 kilogr. et plus.

Dans les sécrétions sudorales, **M.** Alb. Robin a trouvé que le chiffre de l'urée est supérieur au chiffre normal : 2 gr. 69 par litre au lieu de 0,48 ; il a constaté aussi une augmentation des chlorures.

Dans la salive, la quantité d'urée serait aussi au-dessus de la normale.

Il est inutile d'insister sur l'importance de ces recherches et sur leur application possible à certains cas pathologiques.

Les bronchites, les pleurésies avec épanchement, le rhumatisme sous ses diverses formes, les hydropisies, les oreillons, les fièvres éruptives anormales surtout, les affections cutanées, enfin, le mal de Bright et les albuminuries de causes diverses ont été l'objet d'essais thérapeutiques à l'aide du jaborandi et des sels de pilocarpine.

Les résultats négatifs sont nombreux, mais ils ne peuvent faire oublier les nombreux succès obtenus dans les cas de perturbations fonctionnelles de la peau, des muqueuses, des séreuses et des glandes.

En résumé, il en sera de la pilocarpine comme du chloral, du salicylate de soude, de l'acide phénique ; avant d'arriver à connaître ses véritables indications thérapeutiques il faut encore passer par une phase de recherches cliniques.

C'est pour coopérer à l'élucidation de ce problème que nous avons cru utile de publier l'observation suivante en y joignant le résumé d'une série d'observations publié par le *Progrès médical.*

*Éclampsie puerpérale au début du travail. — Injections de morphine, lavements de chloral. — Retour des accès. — Injections de pilocarpine et d'éther. — Guérison* ; par les D<sup>rs</sup> AUGIER et VANPETEGHEM.

Madame X... âgée de 22 ans a eu un avortement dans le cours de sa première grossesse ; pendant le cours de la deuxième, Madame X...

a eu une excellente santé générale ; à aucun moment elle n'a éprouvé le moindre malaise, au contraire, la santé a paru meilleure qu'avant la gestation.

C'est dans ces conditions en apparence parfaites que Madame X... arriva au terme de la deuxième grossesse.

Le travail commença le soir vers 8 heures, il n'avait été annoncé par aucun signe, car au moment où les premières douleurs se firent sentir, Madame X... s'apprêtait à sortir.

M. Vanpeteghem fut appelé à 11 h. 1/2 , constata le début du travail ; à ce moment, Madame X... n'accusait aucun autre malaise que celui provoqué par les douleurs qui accompagnent les contractions utérines.

Rien n'annonçait le drame émouvant qui se préparait.

Vers minuit, M. Vanpeteghem revint et au moment de son arrivée, la parturiente était prise d'une violente crise d'éclampsie.

Quelques minutes auparavant, la malade avait accusé une violente douleur dans la région épigastrique et l'avait comparée à une barre comprimant douloureusement la poitrine. Presque au même instant, Madame X... avait eu un vomissement, composé de matières glaireuses.

Après avoir été témoin de la violence de la première crise, M. Vanpeteghem me fit appeler.

J'arrivai au moment où la malade reprenait incomplètement connaissance, elle était agitée dans son lit, voulait se lever.

Quelques minutes étaient à peine écoulées, qu'une deuxième crise se produisit ; les membres supérieurs, les muscles du thorax, du cou, de la tête, sont d'abord le siège de convulsions toniques très courtes, puis de convulsions toniques. La langue est violemment projetée hors de la bouche, les contractions du diaphragme courtes et précipitées, troublent profondément les fonctions respiratoires, la face est bleuâtre, cyanosée.

Dans l'intervalle des deux premiers accès, nous avions pratiqué le toucher, la tête s'engageait, l'orifice utérin avait les dimensions d'une pièce de cinq francs.

Après le premier accès, une injection de morphine de 0,01 et une injection d'éther (0,50 gr. environ) ; après le deuxième accès, saignée abondante du bras (3 à 400 gr.)

Un troisième accès suivit le deuxième, à une intervalle de 8 à 10 minutes.

La connaissance n'était pas revenue, l'accès débuta (et dans la suite le même phénomène fut constaté chaque fois, sauf dans les accès subsintrants) par la rotation conjuguée de la tête et des yeux vers le côté droit : immédiatement après cette rotation, les membres étaient pris de raideur, puis les convulsions se généralisaient à la face, au thorax et aux membres.

Après le troisième accès, le col fut dilaté pendant une douleur, nous fîmes une application de forceps et nous fumes assez heureux pour amener un enfant vivant.

Il y eut, après la délivrance, une période de calme ; mais elle dura à peine 25 minutes, un quatrième accès se produit : nouvelle injection de morphine, sinapismes, et lavement de chloral (2 gr.)

Au bout de 3/4 d'heure de calme, cinquième accès, nouvelle injection de morphine et nouveau lavement de 2 gr. de chroral.

Le sixième accès ne survient que plus d'une heure après le précédent.

Dans l'intervalle de ces accès de plus en plus éloignés à partir de la délivrance, la malade n'avait pas repris connaissance, elle était plongée dans un état comateux, la respiration assez laborieuse, la face congestionnée, le pouls à 120 et 130.

Brusquement à 9 heures ( alors qu'on s'attendait à un nouvel écart des accès), la scène change.

Les attaques se rapprochent et de 10 en 10 minutes en notre présence 5 à 6 accès se succèdent, plus violents que les premiers ; nous pratiquons une injection de pilocarpine de 0,02.

La transpiration est faible, mais la salivation se produit abondamment.

Les accès deviennent un peu moins fréquents, l'écart est d'au moins une demi-heure ; quand les effets de la première injection de pilocarpine paraissent être épuisés, nous faisons une deuxième injection de 0,02 chaque fois.

La salivation devient excessivement abondante, on peut évaluer à 3 et 400 grammes la quantité de salive ainsi produite : la transpiration se produit aussi, mais avec moins d'intensité que la salivation.

Pour obvier à l'accumulation de la salive dans le pharynx ( la malade est sans connaissance, elle est absolument incapable d'avaler), la tête est inclinée latéralement et la salive s'écoule par la com-missure la plus déclive. Pour combattre l'état de dépression dans lequel la malade est plongée, nous pratiquons, surtout après les accès, des injections sous-cutanées d'éther : sept à huit injections ont ainsi été faites soit dans l'intervalle des injections de pilocarpine, soit après.

Vers minuit, c'est-à-dire vingt-quatre heures après le début des accidents, une série d'attaques se produisent de nouveau et mettent la vie de la malade, épuisée par les accès antérieurs, dans le plus grand danger.

A partir du moment où les trois injections de pilocarpine (0,06) ont été faites successivement, les attaques convulsives ont été moins fréquentes et un peu moins violentes.

A partir de minuit, la malade n'a plus d'attaques ; sa respiration se régularise, le pouls descend de 130 à 110 ; il n'y a aucun signe de connaissance. La journée se passe dans le même état de calme relatif.

Un lavement purgatif est administré.

Le soir de cette journée dans laquelle la malade est restée cons-tamment assoupie et n'a pas uriné, on amène par la sonde un quart de litre d'urine : celle-ci est albumineuse et contient des cylindres hyalins légèrement granuleux. L'analyse d'urines émises avant l'accès avait montré qu'elles étaient albumineuses.

Dans le courant de la troisième nuit (48 heures environ après le début des accidents), la malade donne quelques signes d'intelligence: elle peut boire.

A partir de ce moment, l'état général s'améliore progressivement, la malade reprend peu à peu connaissance et reconnaît ceux qui l'entourent, le troisième jour.

Les suites de couches ont été normales : l'albumine a disparu petit à petit des urines et la santé s'est complètement rétablie.


Réflexions.— Nous noterons d'abord le mode de début, soudain, sans prodromes, de l'éclampsie. Rien ne pouvait la faire prévoir. L'examen des urines eût permis de déceler une légère albuminurie ; mais combien d'albuminuriques qui présentent une plus grande quantité d'albumine dans leurs urines et qui n'ont pas d'urémie. Les injections de morphine et la saignée n'ont pas paru modifier la marche des accès ; après l'application de forceps et la délivrance, de nouvelles injections de morphine et des lavements de chloral ont amené un écartement dans les attaques, mais cette période de calme relatif a été suivie d'une série d'accès violents subintrants.

C'est alors que les injections de pilocarpine ont paru éloigner petit à petit les accès et atténuer leur violence.

Nous croyons avoir à nous louer des injections sous-cutanées d'éther qui ont combattu l'état de profonde dépression dans lequel était plongé la malade par le fait des convulsions répétées et de la pilocarpine elle-même.

A cette observation, nous devons enfin ajouter un détail relatif à l'hérédité et qui présente un véritable intérêt.

Dans la famille de Madame X... il y a eu depuis plusieurs générations des mariages consanguins. La grand-mère paternelle de Madame X... a eu deux enfants : elle a présenté à chaque accouchement des attaques d'éclampsie, et elle a succombé au deuxième par le fait de ces attaques. Du côté maternel, la tante de M$^{me}$ X... a eu deux enfants, et chaque fois ses couches ont été compliquées d'éclampsie : les deux enfants sont nés morts, la mère a survécu.

---

Fehling (1) (de Stuttgard) parait être le premier qui ait employé le jaborandi dans l'éclampsie. Sa première malade était une primipare de 26 ans, albuminurique ; après les prodromes ordinaires, elle avait eu en quelques heures plusieurs attaques éclamptiques allant toujours augmentant de force et de durée. Des inhalations de chloroforme et deux saignées de 500 gr. ne produisirent aucune amélioration. L'accouchement eut lieu dans le coma et fut suivi d'une nouvelle attaque. C'est alors que, jugeant l'état de la malade désespéré, Fehling fit administrer deux infusions de *jaborandi* (5/100) à une heure d'intervalle. Il n'y eut plus de nouvelle crise. Chez une autre malade de 23 ans, primipare, également albuminurique, et ayant un bassin généralement rétréci, l'auteur vit les premières attaques d'éclampsie se produire peu après qu'on avait pratiqué sur le col des incisions latérales nécessitées par l'extrême lenteur de la dilatation. Le chloroforme

---

(1) *Jaborandi zur Behandlung schwerer Eklampsiefœlle* ( *Centralblatt für Gynækologie*, n° 9, 27 avril 1878).

administré en inhalations et l'accouchement terminé aux forceps, n'exercèrent aucune influence sur la marche de la maladie ; il y eut encore quatre nouvelles attaques. Fehling fit alors prendre à l'accouchée, une infusion de *jaborandi* ; les accès ne reparurent plus.

Prochownick [1] eut recours aux *injections de pilocarpine* chez une éclamptique primipare de 23 ans, et albuminurique ; dès le début des douleurs et en un peu plus d'une heure, elle avait eu cinq attaques d'éclampsie d'une violence extrême ; le coma avait persisté dans l'intervalle des accès. Après une première injection de 2 centigr. de *chlorhydrate de pilocarpine*, le pouls tombait à 88, la respiration à 24, et la température était descendue de 39°,4 à 38°,2. En neuf heures, la malade avait repris connaissance, les contractions utérines s'étaient régularisées et fortifiees, mais des prodromes précurseurs d'une nou velle attaque (T. 39°. P. 124°), nécessitèrent une nouvelle injection de *pilocarpine*. Quelques heures plus tard, sans nouvel accès, elle accouchait heureusement d'un enfant vivant ayant 51 centimètres 1/2 de longueur.

Le même auteur rapporte qu'une multipare (6 enfants) de 34 ans, albuminurique, après avoir eu une attaque d'éclampsie suivie de coma, mettait au monde une fille vivante (52 cent. 4,200 gr.) ; la tétanisation de l'utérus rendit infructueuses, même à l'aide de la chloroformisation, toutes les tentatives faites pour opérer la délivrance. Pendant ces manœuvres, l'accouchée eut deux attaques d'éclampsie, on lui fit une injection de 2 centigr. de *chlorhydrate de pilocarpine*, l'utérus se relâcha et la délivrance eut lieu ; trois heures après, la malade, sans avoir éprouvé de nouveaux accidents éclamptiques , recouvrait complètement connaissance.

Bidder [2] a aussi publié deux faits de guérison de l'éclampsie des femmes en couches. Dans le premier cas, chez une primipare de 26 ans, albuminurique, parvenue au huitième mois de la grossesse, il fit faire après une septième, puis après une huitième attaque d'éclampsie, une injection de 2 centigr. de *pilocarpine*. Il se reproduisit quatre nouvelles attaques, mais beaucoup plus faibles. A la suite du dernier accès, on avait fait administrer à la malade un lavement avec 2 gr.

---

(1) *Zwei Eklampsiefalle mit Pilocarpinbchaudlung* ( *Centralblatt für Gynœkologie*, n° 12, 8 juin 1878).

(2) *Pilocarpin bei Eklampsie* (*Centr. für Gyn* , n° 15, 20 juillet 1878).

de chloral. Dix jours plus tard , elle accoucha d'un enfant mort et macéré.

Le deuxième cas de Bidder, concerne une femme multipare (4 enfants), albuminurique, ayant eu avant l'accouchement et en un très court espace de temps neuf attaques d'éclampsie ; on lui avait fait prendre 2 grammes de chloral et mis une vessie de glace sur la tête. Après la délivrance, les accès se repétèrent avec une telle rapidité que bientôt on en comptait dix-sept ; l'état de la malade était désespéré. Bidder ordonna deux injections de 2 centigrammes de *pilocarpine* chacune , et un lavement avec 1 gramme de chloral. Les accès furent encore au nombre de sept, mais de plus en plus faibles et espacés. L'accouchée ne recouvra sa connaissance que vingt-quatre heures après.

Stroynowski (¹), assistant de la clinique d'accouchements de Lemberg, a relaté l'observation d'une primipare de 18 ans, fortement albuminurique, qui fut guérie au moyen de deux injections de *pilocarpine*, faites dans l'espace de 5 heures : cette malade avait eu huit attaques d'éclampsie, toutes très violentes et de longue durée, contre lesquelles la morphine avait échoué. Dès la première injection, tout accident d'éclamptique avait disparu. Neuf heures après, Stroynowski, à cause de l'inertie de l'utérus, appliqua le forceps et amena un enfant vivant (49 cent. 2.900 gr.)

Bœgehold (²), assistant à l'hôpital de Béthanie (³), a vu, à la suite de deux injections de pilocarpine de 2 centigr., disparaître les attaques d'éclampsie chez une femme de 25 ans albuminurique. Une amaurose, survenue dans le cours de l'éclampsie, ne persista que 24 heures. La pilocarpine ne provoqua pas chez cette malade de contractions utérines. L'accouchement eut lieu au bout de trois semaines, l'urine ne contenait plus d'albumine.

White (⁴), appelé auprès d'une primipare albuminurique atteinte d'anasarque et qui, depuis quelques jours , rendait de moins en moins d'urine , prescrivit, en prévision d'accidents encore plus sérieux, une infusion de *jaborandi*. Plusieurs attaques d'éclampsie

---

(1) *Ibid.*, 28 sept. 1878.

(2) *Pilocarpin bei Uræmie* (*Deutsche medic. Wochens*, n⁰ 49, 7 déc. 1878).

(3) Hôpital catholique de Berlin.

(4) *The proceedings of the medical society of the county of Kings*, mai 78.

n'en suivirent pas moins de près l'administration du médicament. L'accouchement, terminé au forceps, sous la chloroformisation, fut suivi d'attaques d'éclamptiques, se répétant à de courts intervalles, pendant lesquels la malade restait dans un état comateux ou semi-comateux. White crut alors devoir ordonner du bromure de potassium, associé à du chloral. Les convulsions semblèrent s'arrêter, mais l'anasarque augmentait, la respiration était embarrassée, stertoreuse, la malade était indifférente à tout ce qui se faisait autour d'elle. Le *jaborandi* fut de nouveau administré et d'une manière continue ; à la suite de salivation, de sueurs abondantes et de polyurie, l'œdème, 48 heures après, avait presque entièrement disparu ; on ne constatait dans l'urine (1) qu'un léger dépôt albumineux et l'accouchée avait recouvré son entière connaissance. Selon White, le jaborandi, auquel est due la disparition de l'anasarque et de l'anurie, a contribué largement à la guérison. Peut-être, donné deux ou trois jours avant le commencement du travail, eût-il prévenu les convulsions?

Nous terminerons ce travail par quelques courtes réflexions.

L'emploi des injections sous-cutanées de pilocarpine nous paraît absolument rationnel dans le traitement de l'éclampsie ; cette substance agit en effet, en abaissant la tension intra-vasculaire et détermine une élimination rapide de sécrétions qui peuvent, d'après quelques analyses chimiques suppléer à l'insuffisance de la dépuration urinaire.

Le danger de l'accumulation des sécrétions salivaires et muqueuses dans l'arrière bouche et les voies respiratoires ne paraît pas réel quoiqu'il ait été signalé par quelques auteurs ; il faut placer la tête de la malade dans une position telle que les liquides puissent s'écouler facilement.

D'ailleurs, en faisant les injections de pilocarpine dès la première attaque et même avant, lorsque l'albuminurie a été constatée, on évitera encore plus facilement cette apparence de danger.

Pour combattre les phénomènes de dépression, on pourra

_______________

(1) Les urines n'avaient pas été examinées au début.

employer alternativement les injections de pilocarpine et celles d'éther

Nous croyons que la pilocarpine ne doit pas être exclusivement employée  et qu'on lui associera avec avantage la saignée et la morphine ou le chloral : chaçun  de  ces agents répond à des indications déterminées et nous ne croyons pas que pour juger de la valeur thérapeutique de la pilocarpine  il soit nécessaire de l'employer seule.

Enfin, il est nécessaire de rappeler que les injections de pilocarpine ne peuvent  agir  que sur les accidents urémiques, ils ne modifient pas ou très peu la marche du mal de Bright, ainsi que le prouvent les faits cliniques.

Si l'albuminurie est  légère et surtout récente, particulièrement chez une primipare, si elle s'est développée sous l'influence directe de la grossesse,  elle guérira facilement,  alors même que les convulsions auront été très nombreuses et très violentes comme dans l'observation que nous avons publié.